BEI GRIN MACHT SICH IHR WISSEN BEZAHLT

- Wir veröffentlichen Ihre Hausarbeit,
  Bachelor- und Masterarbeit

- Ihr eigenes eBook und Buch -
  weltweit in allen wichtigen Shops

- Verdienen Sie an jedem Verkauf

Jetzt bei www.GRIN.com hochladen und kostenlos publizieren

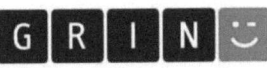

Eurythmietherapie bei 10-12 jährigen Kindern mit ADHS-Symptomen

Kurzbericht über eine Pilotstudie mit 2 Einzelfällen mit ADHS-Symptomen. Band 2

Herbert Langmair
Heinrich Zwicky

GRIN ☺

Bibliografische Information der Deutschen Nationalbibliothek:

Die Deutsche Nationalbibliothek verzeichnet diese Publikation in der Deutschen Nationalbibliografie; detaillierte bibliografische Daten sind im Internet über http://dnb.d-nb.de abrufbar.

ISBN: 9783389096727
Dieses Buch ist auch als E-Book erhältlich.

Druck und Bindung: Books on Demand GmbH, Norderstedt Germany
Gedruckt auf säurefreiem Papier aus verantwortungsvollen Quellen

Das vorliegende Werk wurde sorgfältig erarbeitet. Dennoch übernehmen Autoren und Verlag für die Richtigkeit von Angaben, Hinweisen, Links und Ratschlägen sowie eventuelle Druckfehler keine Haftung.

Das Buch bei GRIN: https://www.grin.com/document/1525371

Eurythmietherapie bei 10 bis 12-jährigen Kindern mit ADHS-Symptomen

Forschungsinstitut BEWEMED

CH- Zürich

Autoren:

Herbert Langmair & Heinrich Zwicky

Herbst 2024

1. Einleitung

Das Thema ADHS bei Kindern und Jugendlichen bewegt nach wie vor viele Eltern und Lehrkräfte. In einem neueren Artikel in der NZZ am Sonntag (Meili 2024) wird darauf hingewiesen, dass einerseits der Druck auf Eltern steigt, ADHS- Diagnosen zu veranlassen. Gleichzeitig weiss man aufgrund der Daten des Gesundheitsobservatoriums, dass die Verschreibung von Ritalin zwischen 2020 und 2022 in der Schweiz weiter zugenommen hat, in der Altersgruppe 6-10 Jahre um fast 20 %, in der Altersgruppe 11-15 Jahre sogar um fast 25%. In einer aktuellen Publikation von Jenny (2024) wird angesichts dieser Entwicklung an mehr Zurückhaltung appelliert, sowohl bezüglich Veranlassung einer ADHS- Diagnose als auch bezüglich der Einleitung von Fördermassnahmen:

«Tatsächlich ist das Angebot an Fördermassnahmen und Therapien – in der Schule, aber auch im privaten Bereich – in den letzten Jahren geradezu explodiert. Kinder werden zunehmend differenzierter abgeklärt und spezialisierter gefördert. So wird heutzutage jedem dritten Kind im Laufe seiner Entwicklung eine Fördermassnahme verschrieben» (Jenny 2024, S. 80).

Jenny (2024, S. 80-84) schlägt angesichts des Einflusses von Normalitätsvorstellungen auf die Ergebnisse von ADHS-Diagnosen durch Fragebogen und angesichts der Tatsache, dass es keine klare Trennline zwischen Kindern mit Entwicklungsstörungen und gesunden Kindern gibt, dass nur dann von einem Behandlungsbedarf ausgegangen werden sollte, wenn das betroffene Kind auch tatsächlich unter seinem Zustand leidet (S. 84).

Angesichts dieser Ausgangslage scheint es in Fachkreisen aber auch unbestritten, dass der Einsatz von gezielten und auf die aktuellen Bedürfnisse von Kindern ausgerichtete Therapien der Verschreibung von Ritalin vorzuziehen sind.

Der nachfolgende Zusatzbericht über den Einsatz vom Eurythmietherapien bei ADHS baut auf einem umfassenderen Bericht über ein Pilotprojekt auf (Langmair & Zwicky 2022). Die dort beschriebenen fünf Fallanalysen werden in diesem Bericht durch zwei weitere ergänzt, die sich dadurch auszeichnen, dass sie sich einerseits erstmals auch auf ein Mädchen beziehen und andererseits, dass die beiden Kinder älter sind (10 und 12 Jahre), während die Fälle des Pilotprojektes zwischen 5 und 7 Jahre alt waren. Unter methodischen Aspekten erleichterte das höhere Alter der Kinder den Gesprächszugang zu ihnen, es musste in den Interviews nicht mehr auf Hilfsmittel wie Zeichnungen oder Fotografien abgestellt werden, da die Abstraktionsfähigkeit, die Reflektiertheit und die Artikulationsfähigkeit doch deutlich höher war.

Bei den beiden nachfolgend beschrieben Therapiesequenzen fällt auch auf, dass diese einerseits im Hinblick auf die besonderen Bedürfnisse der jeweiligen Kinder in einer individualisierten Form konzeptualisiert wurden, nicht einem von den Kindern unabhängigen Standardablauf folgen. Und zweitens konnte das individualisierte Therapieprogramm in beiden Fällen nicht einfach so umgesetzt werden, weil sich die Ereignisse im schulischen und familiären Umfeld immer wieder überschlugen. Im Rahmen der Therapiesequenzen wurde auf diese Ereignisse reagiert und damit ein wichtiger Beitrag zur Bewältigung und Verarbeitung dieser teilweise dramatischen Ereignisse geleistet.

Der schulische Kontext bei den beiden zusätzlichen Fällen waren auch Steinerschulen in der Schweiz und die hier gegebene Vertrautheit mit der Eurythmie. Nach wie vor kann also aufgrund der untersuchten Fälle nichts über das Potential der Eurythmietherapie (bei ADHS) an öffentlichen Schulen ausgesagt werden und strenggenommen auch nicht über die Situation in anderen Ländern.

2. Fall 6: Schülerin im Alter von 10 Jahren

Die untersuchte Schülerin hat zwischen anfangs November 2022 und Ende Mai 2023 regelmässig die Heileurythmie an der Steiner-Schule in Wetzikon besucht. Sie lebt in einer Familie mit Geschwistern, die ebenfalls ADHS-Symptome aufweisen, tendenziell sogar ausgeprägter als die Schülerin selbst. Aufgrund dieser familiären Situation ist die Mutter für ADHS sensibilisiert, sie kennt aufgrund der Erfahrungen mit dem kleineren Bruder des Mädchens sowohl die Eurythmietherapie als auch die Elemente der wissenschaftlichen Begleitung.

Auslöser für die Durchführung einer Eurythmietherapie sind vor allem, dass beim Kind, das grundsätzlich sehr hilfsbereit ist, in letzter Zeit vermehr Wutausbrüche auftreten und sie auch unruhiger geworden ist.

Im Rahmen der wissenschaftlichen Begleitung der Therapie sind sowohl zu Beginn als auch nach Abschluss der Therapie jeweils 3 qualitative Interviews durchgeführt worden, mit dem Mädchen selbst, der Mutter sowie der Lehrkraft.

a. AD(H)S-Symptomatik

Die AD(H)S-Symptome sind beim Mädchen nicht besonders stark ausgeprägt, die Mutter stellte eine verstärkte Unruhe und häufigere Wutausbrüche bei ihrem Kind fest. Die Mutter beschreibt aus dem Familienalltag, dass sich diese Wutausbrüche häufig auch gegen die Geschwister richten (Interview mit der Mutter zu Beginn der Therapieperiode, Zeilen 246-48):

Ja, sie geht auf sie los, sie vergisst sich dann. Sie weiss dann nicht mehr, was sie macht. Das kann gefährlich werden. Ähm, und nachher einfach Schreien, sie ist dann auch nicht mehr ansprechbar. Das kann dann bis zu ¾-Stunden gehen.

Im Interview mit der Lehrkraft wird deutlich, dass die Lehrkraft noch kein fundiertes Bild vom Mädchen bzw. der AD(H)S-Symptomatik hat, weil sie die Schulklasse erst neu übernommen hat. Zu den Kernsymptomen von ADHS (Aufmerksamkeitsstörungen, Hyperaktivität, Unruhe und impulsives Verhalten) äussert sie sich im Gespräch aber folgendermassen (Interview mit der Lehrkraft zu Beginn der Therapieperiode, Zeilen 34-39)

Also impulsives Verhalten erlebe ich nicht in der Schule, aber Du hast mir erzählt, dass das eventuell zuhause einmal vorkommt, überhaupt nicht in der Schule und Hyperaktivität auch gar nicht. Eher das Gegenteil. Also das nicht, mit der Aufmerksamkeit kann ich noch nicht so ganz beurteilen, manchmal wirkt sie ein bisschen so, hat die Augen so, also ich weiss nicht, ob sie die Frage wirklich verstanden hat, worum es geht. Ja. Aber ich muss dazu auch noch sagen, dass das andere Kinder noch stärker haben ..

b. Heileurythmie

Die Lehrkraft gibt an, dass sie nicht am Entscheid für den Beginn einer Eurythmietherapie beteiligt war. Ihre Vorgängerin habe ihr einfach gesagt, dass die Schülerin die Eurythmietherapie besuchen werde. Sie hat aber eine äusserst positive Einstellung zur Heileurythmie, auch aufgrund eigener Erfahrungen (Interview mit der Lehrkraft zu Beginn der Eurythmietherapie, Zeilen 64-68).

Also, ich habe ein ganz grosses, tiefes Vertrauen in die Heileurythmie. Ich finde es wunderbar, dass es das an der Schule gibt. An manchen Schulen gibt es das ja gar nicht mehr, an anderen Schulen war es ein finanzielles Thema. Also, ich finde es ganz schade, wenn es sie nicht mehr gibt. Ich finde es absolut zukünftig für mich und etwas weiter zu Erforschendes. Ich habe selbst vor 20 Jahren Heileurythmie gemacht und fand das auch richtig gut.

Im Schlussgespräch am Ende der Eurythmietherapie weist die Lehrkraft darauf hin, dass das Mädchen «robuster» geworden sei, sich auch besser abgrenzen könne (Schlussgespräch mit der Lehrkraft, Zeilen 55-56). Sie könne aber nicht beurteilen, ob das mit der Eurythmietherapie zusammenhänge. Auf die entsprechende Frage antwortet sie (Zeilen 59-62):

Das weiss ich nicht. Auf jeden Fall habe ich den Eindruck, dass es ihr bei Dir gut geht und dass sie Dir vertraut. Sie kommt auch gerne zu Dir, ist mein Eindruck. Ich finde das eine ganz schöne Sache. Aber auf was das jetzt zurückzuführen ist, ob sie tolle Erlebnisse in der Natur hat, oder mit ihren Haustieren .., das weiss ich jetzt nicht.

Die Mutter weist im Schlussgespräch darauf hin, dass es der Schülerin gegenwärtig relativ gut gehe, dass sie vorher (in der Mitte der Phase, während der die Eurythmietherapie lief, eine «Hängephase» hatte, in der die Motivation für die Schule und die Hausaufgaben sehr gering war und es auch zu Verweigerungen kam (Schlussgespräch mit der Mutter, Zeilen 12-24). Insgesamt zieht die Mutter nicht die Bilanz, dass der AD(H)S- Problematik bei ihrem Kind im Zeitraum, in dem die Eurythmietherapie durchgeführt wurde, kleiner geworden ist, eher das Gegenteil. Auf die Frage nach der Entwicklung der Hyperaktivität sagt sie (Schlussgespräch mit der Mutter, Zeilen 146-51):

Ja, dort ist es, ich habe es jetzt gerade bemerkt als ich den Bogen ausgefüllt habe, es ist gleich, bis eher sogar stärker. Also auch da, vor den Frühlingsferien, da war es ganz schlimm, beim Hausaufgaben machen, auch da, Stifte sind geflogen, sie hat rumgekräht, hat sich verweigert, zum Teil, .. äh. Dann, wenn sie dann hingesessen ist, dann konnte sie es. Dann Sitzenbleiben, Impulsivität auch, sie rennt hinein, wenn Geschwister etwas spielen, sie rennt vom Tisch weg, sie schwatzt drein, .. ja ..

Im weiteren Gespräch kommt zum Ausdruck, dass die Mutter die fehlenden Verbesserungen der ADS- Problematik nicht als Versagen der Eurythmietherapie interpretiert, sondern als eine Verstärkung der Symptome mit zunehmendem Alter und höherer schulischer Belastung (Zeilen 168-70). Sie stimmt der Bilanz des Therapeuten zu, dass angesichts dieser problematischen Entwicklung die Eurythmietherapie eine wichtige Funktion in der «Erdung» hatte und gewisse Ausbrüche auch ein Zeichen sind, dass sich das Mädchen nun besser wehren kann.

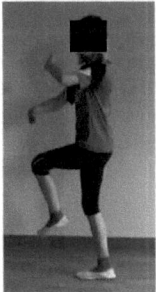

Abbbildung 1:
Darstellung der B-Gebärde durch das 10-jährigen Mädchens in der Mitte der Therapiesequenz

Im Schlussgespräch mit der Mutter beschreibt der Therapeut diese positive Entwicklung wie folgt (Schlussgespräch mit der Mutter. Zeilen 255 – 262):

Ja, also ich erlebe sie sehr offen, sehr durchlässig, sie macht sehr viel Sachen mit ganz festem Engagement. Am Anfang der Therapieperiode habe ich immer das Gefühl gehabt, sie macht eigentlich alles für mich. Und sie will nicht irgendwie blöd dastehen, mir gegenüber. Und inzwischen hat sich das aber geändert. Es ist einfach pure Freude, wenn sie am Springen ist und wenn sie Dinge macht. Ganz schön. Äh .. sie hat nach der, in der Zeit, als sie die Auseinandersetzung mit der Lina hatte, habe ich auch das Gefühl gehabt, da hat sie sich noch mehr geerdet, noch mehr stabilisiert. Also sie konnte dann auch handgreiflich werden, aber sie ist für etwas dagestanden. Und das tat ihr gut.

     c. Interviews mit dem Kind

Auch mit dem Kind sind jeweils vor Beginn der Therapieperiode und nach deren Abschluss Leitfadeninterviews durchgeführt worden. Als Vorbereitung für das Gespräch hat das Kind untenstehende Zeichnung von der Familie sowie eine Zeichnung von seiner Schulklasse gemacht.

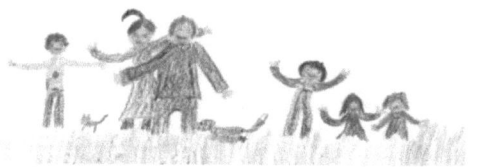

Abbildung 2:
Zeichnung der Familie durch das 10-jährige Mädchen (in der Latzhose)

Im Gespräch vor Beginn der Eurythmietherapie sagt das Kind zu seiner aktuellen Situation, dass es in der Schule wilder geworden ist, seit da eine neue Lehrerin ist (Erstgespräch mit dem Kind, Zeilen 80-87). Das gelte sowohl für die Buben als auch die Mädchen, die ebenfalls wilder geworden seien, als auch für die Buben. Und dass sie sich deshalb in der Schule weniger gut konzentrieren könne.

Am Schluss des Erstgesprächs fasst der Therapeut aufgrund einzelner Äusserungen (auch zu den Zeichnungen) des Kindes die Ziele der bevorstehenden Eurythmietherapie folgendermassen zusammen (Erstgespräch mit dem Kind, Zeilen 242-46):

Eben, Du hast ja gesagt, dass Du nicht so ruhig sitzen kannst und manchmal kannst Du Dich nicht gut konzentrieren, wenn die anderen Schüler unruhig sind und so .. Und um das besser zu lernen, kommst Du in die Heileurythmie. Und vielleicht, irgendwann einmal, werden die Wutanfälle weniger. Dafür bist Du auch da. Dass Du auch Sachen besser sagen kannst, rechtzeitig, bevor Du einen Wutanfall bekommst.

Nach Abschluss der Heileurythmie betont das Kind, dass es in der Schule anstrengender geworden sei und sie da manchmal nicht mitkomme und dann auch von anderen Kindern verspottet werde (Schlussinterview mit dem Kind, Zeilen 93-95):

Manchmal schreibt sie (die Lehrerin) etwas an die Tafel, und die Anderen haben das dann sehr schnell fertig. Der grosse Teil hat die Aufgabe fertig ausser ich. Dann sagt sie, jetzt ist gut, jetzt machen wir etwas Neues ..

Und in der Heileurythmie habe sie vor allem Freude an den Fechtübungen gehabt (Schlussinterview mit dem Kind, Zeile 126).

d. Therapieziele und besondere Therapieelemente

Im Fallbericht des Therapeuten vom 8.7.2023 (S.2) wird darauf hingewiesen, dass das Hauptziel der Therapie darin bestand, das Selbstvertrauen des Mädchens wieder aufzubauen und Ihr die Möglichkeit zu geben, aktiv Beziehungen zu gestalten. In Bezug auf den vom Mädchen hervorgehobenen Stockkampf stellt der Therapeut fest, dass auch hier eine Entwicklung hin zu mehr Sicherheit und Mut festzustellen war (S. 3):

Lange zwinkerte sie noch bei jedem Schlag mit den Augen. Zum Schluss der Therapieperiode hatte sie die Ängste überwunden und ist inzwischen schneller und geschickter als der Therapeut geworden.

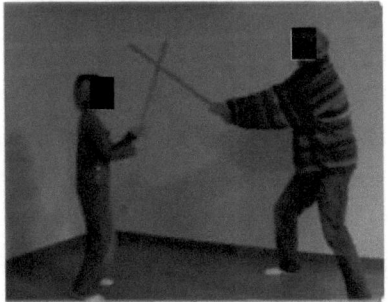

Abbildung 3:

Das 10-jährige Mädchen beim Stockkampf mit dem Therapeuten

Insgesamt stellt der Therapeut fest, dass in Bezug auf viele Übungen deutliche eurythmische Fortschritte erreicht worden sind, die sich zum einen positiv auf die Konzentrationsfähigkeit (S.2), andererseits auch positiv auf die Beziehungsfähigkeit zu Mitschüler*innen auswirkte (S.2/3). Er illustriert das unter anderem an der U-Übung (S.2):

Die Gebärde der U-Übung war anfangs unsicher, aber sobald sie sie mit ihrem Herzschlag verbinden konnte, erhielt das U eine andere Qualität und die Gebärde wurde warm und meditativ. Zum Ende der Therapieperiode konnte sie eine intensive Wahrnehmungstiefe durch die Gebärde vermitteln.

Die Messung der Herzratenvariabilität (HRV) ergabt, gemäss Therapeuten eine deutliche Verbesserung (S.3):

Bei der letzten Messung war sie (im Gegensatz zur ersten Messung) sehr aufgeweckt und hatte einen bewegten Schlaf.

Als zusätzliches Übungselement wurden in die Therapie Fingerpuppenspiele eingebaut, die zu mehr Selbstwirksamkeitserfahrungen und zu einer Ressourcenstärkung beim Mädchen führten (S.3)

e. Folgerungen und weitere Entwicklung

In diesem Fall zeigt sich einerseits, dass die AD(H)S – Symptome bei Mädchen in der Regel anders und häufig auch weniger ausgeprägt sind als bei Jungen. Und es kann im Zeitraum, in dem die Eurythmietherapie stattfindet, auch nicht eindeutig eine Abschwächung der AD(H)S-Symptome festgestellt werden, die wahrscheinlich in diesem Alter tendenziell zunehmen. So gesehen ist dann die Funktion der Eurythmietherapie auch weniger der Abbau von AD(H)S-Symptomen, sondern eine stabilisierende Begleitung einer Entwicklung, die die Symptomzunahmen begrenzt.

Nach Abschluss der wissenschaftlich begleiteten Eurythmieperiode im Mai 2023 hat das Mädchen weiterhin die Eurythmietherapie besucht. Das Verhältnis zur Lehrkraft hat sich in der Folge deutlich verbessert, auch die soziale Integration des Mädchens in die Klasse. Im Frühjahr 2024 ist dann bei Mädchen auch eine starke Lese- und Rechtschreibeschwäche (Legasthenie) diagnostiziert worden.

3. Fall 7: Schüler im Alter von 12 Jahren

Die Eurythmietherapie mit dem Schüler fand im Zeitraum September bis Dezember 2023 an der Steinerschule in Wetzikon statt. Die Zeit davor war durch verschiedene Unterstützungsmassnahmen wie Timeouts, Schutzkreis und Sonderstundenpläne gekennzeichnet. Zwei einschneidende Veränderungen prägten die Therapieperiode nämlich einerseits die Kündigung der bisherigen Lehrkraft und damit die Auseinandersetzung mit deren Nachfolgerin, andererseits die Kündigung des Ausbildungsverhältnisses durch die Schule am 14. November 2023. Diese erfolgte aufgrund einer Überlastung des schulischen Systems, trotz vorangehender Erarbeitung von gezielten pädagogischen Konzepten und dem Wunsch des Schülers, in der Klasse zu bleiben.

a. ADHS-Symptomatik

Die psychologische Abklärung im Sommer 2022 ergab deutliche ADHS-Symptome von Hyperaktivität, starker Impulsivität und sehr interessensabhängiger Aufmerksamkeit. Die Beurteilung der ADHS-Problematik durch die Mutter zu Beginn der Therapieperiode erfolgte durch Ausfüllen des Beurteilungsbogens DISYPS-III FBB-ADHS am 30.8.2023 und wurde im Gespräch von ihr folgendermassen zusammengefasst (Interview mit der Mutter zu Beginn der Therapieperiode, Seiten 167 -77):

Also ich finde, dass, wenn es um das Erledigen von Aufgaben geht, ob das in der Schule ist oder Sachen, die aus der Schule nach Hause kommen, .. ähm .. dass .. ähm .. es durchaus so ist, dass er da sehr sehr grosse Schwierigkeiten haben kann. Wenn es aber Aufgaben sind, die er sich selber stellt, also intrinsisch motiviert, dann ist das eben alles so ganz anders. Was aber auf jeden Fall, also er verliert schon immer noch gerne Sachen, bringt seinen Thek wieder nicht aus der Schule oder lässt irgendwie die Jacke liegen oder so. Das finde ich könnte langsam mal besser werden, aber, ja. Ich finde ihn aber .. ähm .. nicht total ADHS, ich finde ihn fast eher ADS. Also, ich finde ihn nicht total hyperaktiv, aber mit diesen .., also seine Beziehung , sein Beziehungsaufbau oder, wie soll ich sagen, sein Beziehung aufrecht erhalten durch Nerven oder in einem komischen Gespräch sich befinden, die Lehrerin auch nerven, diese neue, das finde ich eher .. ich möchte Aufmerksamkeit, eher hyperaktiv finde ich eigentlich nicht.

b. Heileurythmie

Vor der Kündigung durch die Schule konnten mit dem Kind 9 Therapieeinheiten durchgeführt werden, die insgesamt positive Auswirkungen zeigten. Für diese ersten Phase (rund 2 Monate) beschreibt die Mutter bei ihrem Kind deutliche Veränderung (Abschlussinterview mit Mutter, Zeilen 39-50):

Einerseits hat er seine Totalopposition der Klassenlehrerin, der neuen, gegenüber aufgegeben. Ungefähr, also mit den Herbstferien würde ich sagen, so Mitte Oktober. Und sich darauf eingelassen, am Unterricht teilzunehmen, aktiv, nicht nur einfach zu stören und doof zu tun und ihr zu sagen, dass sie wieder gehen kann, sondern mitzumachen. Und dass das ganz interessant ist. Und das hat sie ihm auch zurückgemeldet, dass da völlig anders ist mit ihm im Unterricht. Also positiv, das hat sie auch selber wahrgenommen, das ist nicht nur seine Wahrnehmung. Und ich hatte auch den Eindruck, dass er sich auch auf seine Einzelarbeit mehr einlässt und, was ich besonders beeindruckend fand, dass sich in dieser Zeit eine Totalblockade, sobald es um Rechnen und Hausaufgaben ging, gewandelt hat in ein Aussprechen können, ich kann etwas nicht und ich brauche Hilfen und, ähm, dann auch Erklärungen anzunehmen, hinzuhören. Und ne Bereitschaft, das dann auch, sich da durchzubeissen. Also nicht komplett alleine, aber immerhin mit einer erwachsenen Person an der Seite. Und das fand ich also schon nen sehr grossen Schritt.

Die Mutter weist weiter drauf hin, dass er auch zuhause entspannter erlebt wurde und weniger Ausraster/Wutausbrüche hatte und sich auch weniger in «häusliche Machtkämpfe» hineinsteigerte, beispielsweise, dass er sich weniger weigerte, das zu essen was auf den Tisch kam.

Aus der Sicht der Lehrkraft ist beim Kind das Aufmerksamkeitsdefizit doch relativ deutlich zurückgegangen, die Impulsivität und die Hyperaktivität bzw. Unruhe jeweils leicht zurückgegangen (Schlussgespräch mit der Lehrkraft, Zeilen 51-62). Sie ist sich aber unsicher, wieweit die Eurythmietherapie zu diesen Verbesserungen beigetragen hat (Schlussgespräch mit der Lehrkraft, Zeilen 42-48).

Ich hatte schon eine Veränderung gesehen, ich kann es nur nicht recht beurteilen, ob das jetzt aus der Therapie kam oder, er hatte ja so Absprachen zum Sonderstundenplan, dass er sozusagen gewisse Regeln einhalten muss um dann diesen Nachmittag auch machen zu können und gewisse Sachen dann auch erledigen musste und da kann ich jetzt schlecht beurteilen, ob ihn der Therapieverlauf in die Lage versetzt hat oder weil er gewusst hat, er ist da wie auf eine Probe gestellt. Aber jedenfalls hat er in der Zeit schon Einiges eingehalten, so von dem was wir abgesprochen hatten.

In der Bilanz zum Verlauf der Heileurythmie führt der Therapeut gegenüber der Lehrkraft aus, dass er für die Verarbeitung der Belastungen des Schulausschlusses intensive Gespräche geführt hat (Schlussgespräch mit der Lehrkraft, Zeilen 311-17) und dass er speziell mit Schwertkampfübungen versucht hat, an die Interessen des Kindes anzuknüpfen (Schlussgespräch mit der Lehrkraft, Zeilen 318 – 327).

Und ja, mit dem Schwert, vielleicht, das fand ich jetzt ganz typisch: Er hat sehr gerne mit dem Schwert gearbeitet und er hat das Schwert auch gut führen können, sich an die Regeln halten können. Zwischendurch ist er wieder ausgetickt, hat er wieder was anderes gemacht, genau eben nicht das, was ich gesagt habe und so. Und dann war eine Stunde, da habe ich mit ihm (jetzt vor 2 Einheiten oder so) habe ich mit ihm das ganze zweite Level von den Schwertkampfübungen gemacht und wirklich durchgeübt, vom Anfang bis zum Ende. Und dann kam er an einen Punkt, und er war motiviert, er wollte es hinkriegen, und dann kam er an einen Punkt, wo er gemerkt hat, das kann ich nicht gut. Und dann hat er geflucht und hat versucht, das zu ändern und ich weiss nicht was .. Und ich hab ihn unterstützt dabei, hab ihm's nochmals anders gezeigt und und und .. Und dann ist es gegangen.

c. Interviews mit dem Kind

Im Gespräch vor Beginn der Eurythmietherapie sagt das Kind zu seiner aktuellen Situation, dass es ihm abgesehen vom Stress in der Schule gutgehe und der Stress in der Schule vor allem mit einer Gruppe von Jungs und dem Verhalten der neuen Lehrerin zu tun habe (Erstinterview mit dem Kind, Zeilen 11-15):

Ja, die .. , also irgendwie habe ich das Gefühl, dass Frau P., die neue Lehrerin sich auf die Seite von denen geschlagen hat, aber kann da irgendwie nicht sein und sie .. also wenn wir halt spielen, das ist jetzt grad vorgefallen, und sie brechen unglaublich viele Regeln, Frau Probst sieht das, mehrere sagen es ihr und dann sagt sie, ja, nächste Runde machen wir es dann richtig, nächste Runde .. ist exakt das Gleiche und interessiert sie das nicht ..

Er beschreibt auch, dass sich die Konflikte mit einer Gruppe von «Jungs» vergrössert haben und wie die ihn plagen (Erstinterview mit dem Kind, Zeilen 44-47):

.. ähm .. normalerweise mit Worten fertig, aber dann als ich in der Klasse war .. ähm .. musst ich rausgehen und meine Schuhe ausziehen und N. auch, da hat er mich draussen verprügelt. Und ja, aber sonst ist es eigentlich eher mit Worten fertig machen .. und ein bisschen schubsen .. aber nicht so ..

Über die Situation zuhause sagt er, dass es ihm halt oft langweilig sei (Zeilen 20-23).

Der Junge hat schon früher (im Kindergartenalter) Erfahrungen mit Eurythmietherapiesitzungen gemacht, er erwartet von der bevorstehenden Therapieperiode einfach, dass sie ihm guttut (Zeile 215). Und auf die Frage, ob er wisse was ADHS ist, bemerkt er (Zeilen 217-18):

ADHS ist, glaube ich, sowas wie, wenn man Schwierigkeiten beim Schreiben hat. Und Konzentrationsschwierigkeiten sind halt Konzentrationsschwierigkeiten, ja.

Zum Abschluss der Therapieperiode sind mit dem Jungen zwei Gespräche durchgeführt worden, eines direkt nach dem Schulausschluss, das andere nach den letzten Therapieeinheiten.

Im ersten Schlussgespräch (T2b) geht es vor allem darum, wie der Junge mit den Gefühlen des Verlorenseins umgehen könnte, die sich bei ihm nach dem Schulausschluss eingestellt haben.

Im zweiten Schlussgespräch (T2a) wird nach der letzten Therapieeinheit über die ganze Therapieperiode gesprochen. Dabei gibt das Kind an, dass es immer gern in die Eurythmietherapie gekommen ist (Zeilen 140-143), ausser wenn es zu stark um die wissenschaftliche Begleitstudie ging (Zeilen 144/45).

Und bezüglich der verschiedenen Elemente in der Eurythmietherapie nennt er den Stockkampf als Lieblingselement, «.. das mit den Wellenbuchstaben» (die Reihe LMOS) als etwas, das ihn am meisten geärgert hat (Zeilen 147/48).

    d.   Therapieziele und besondere Therapieelemente

Der Therapeut weist in seinem Bericht darauf hin, dass die vorliegenden schulpsycholgischen Abklärungen beim Jungen relativ starke ADHS-Symptome zeigen, zu denen eine starke Symptomatik von Hyperaktivität und Impulsivität, eine stark interessensabhängige Aufmerksamkeit und eine gestörte Beziehung zu Gleichaltrigen gehört (S.1). Dieses Symptombild ist verknüpft mit einer 2-jährigen, intensiven Zeit mit Timeouts, Schutzkreis, Sonderstundenplan und Kündigung der früheren Lehrkraft.

Der Therapeut unterscheidet zwischen einer ersten Therapiephase (bis zum Schulausschluss) wo in der Eurythmietherapie deutliche Verbesserungen in Bezug auf Impulsivität (verschwinden von Wutausbrüchen), Sozialverhalten und Selbstwahrnehmung erreicht werden konnten, und einer zweiten Therapieperiode, in der es vor allem darum ging, ihn nach dem Schulausschluss zu stärken und neue Perspektiven aufzubauen. Das Übungsprogramm musste dadurch stark reduziert werden.

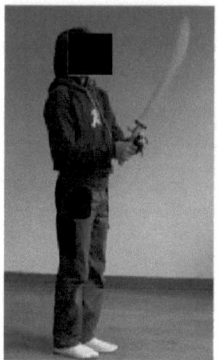

Der 12-jährige Junge bei einer Schwertübung

In dieser zweiten, besonderen Therapiephase erwiesen sich die grosse U-Übung und die Reihe als besonders hilfreich (S.3). Die grosse U-Übung hat ihm geholfen, sich besser zu sammeln und bei sich zu sein. Dadurch hat sich teilweise der Umgang mit Anderen verbessert.

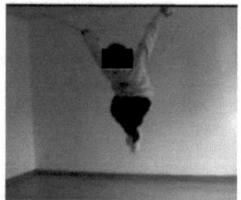

Abbildung 5:

Sprung mit Schwert aus einer anderen Therapiesequenz mit einem anderen Schüler

e. Folgerungen und weitere Entwicklung

Im schriftlichen Bericht des Therapeuten wird festgehalten, dass sich die beiden Therapieperioden (vor und nach der Kündigung durch die Schule) stark voneinander unterschieden (S.3).

Schwert- und Stockkampf haben ihm geholfen, mehr Sicherheit aufzubauen und gleichzeitig achtsam mit seinen «Spielpartnern» umzugehen. In der ersten Therapieperiode waren seine Wutausbrüche zuhause vollständig verschwunden. In der zweiten Therapieperiode nach der Kündigung kamen sie wieder zurück.

..

Er schaffte es nicht, diese Kündigung auch im Zusammenhang mit seinem Verhalten zu sehen. Jetzt ging es vor allem darum, ihn wieder zu stärken, ihn dabei zu unterstützen, dass er loslassen konnte, und neue Perspektiven aufzubauen. Das Übungsprogramm wurde stark reduziert und verstärkt damit gearbeitet, dass er seine Wut rauslassen und sich wieder entspannen konnte.

Nach Abschluss der Eurythmietherapie Ende 2023 (und nach der Kündigung durch die Steinerschule) wurde der Junge längere Zeit mit Homeunterricht schulisch betreut. Im Juni 2024 sind Abklärungen für den Eintritt in eine Sonderschule am Laufen, da die soziale Isolation im Heimunterricht für den Jungen keine gute Lösung darzustellen scheint.

4. Schlussbetrachtungen und Ausblick

Die Analyse der beiden zusätzlichen Therapiesequenzen mit Kindern der Altersgruppe 10 -12 verdeutlicht die Notwendigkeit, Therapiekonzepte auf die besonderen Bedürfnisse des jeweiligen Kindes auszurichten und in der Therapie flexibel auf besondere Ereignisse zu reagieren, die die Kinder beschäftigen und/oder oder belasten. Als Einzelsetting und auf dem Hintergrund eines Vertrauensverhältnisses mit der Therapieperson hat die Eurythmietherapie dieses Potential und die beiden beschriebenen Fälle zeigen, dass sie dieses Potential auch erfolgreich nutzen kann.

Zum Anderen benötigt die Eurythmietherapie und die Zusammenarbeit im Setting bei ADHS-Symptomen viel Offenheit, Transparenz und Fingerspitzengefühl, dass die Schüler*innen wahrnehmen, dass es um Verhaltensänderungen geht und nicht um eine Abwertung Ihrer Person. Sie reagieren, wenn für ihr Erleben eine Anforderung unrecht ist, oft mit einem Gefühlsabsturz auf der Beziehungsebene, die Zusammenarbeit wird erschwert. Es braucht eben von den Betreuungspersonen besonders dadurch, dass die Anforderungen an die Schüler stetig wachsen einen aufmersamen Umgang mit den Schüler*innen. Sobald das Umfeld diese Aufmerksamkeit entzieht (z.B: Kündigung seitens der Schule), zeigen sich wieder die alten überwunden geglaubten Symptome.

In den fünf Fällen mit jüngeren Kindern, die im Bericht von Langmair & Zwicky (2022) beschrieben sind, wurde zur Diagnose der ADHS-Symptome mit einem Screeningbogen (Checkliste) von Döpfer, Lehmkuhl & Steinhausen (2006) gearbeitet, der sich grundsätzlich bewährt hat. Trotzdem wurde bei den beiden Fällen, die in diesem Zusatzbericht beschrieben sind, ein erweiterter Bogen zu ADHS-Symptomen verwendet (Disyps-II, vgl. Döpfner, Görtz-Dorten & Lehmkuhl, 2009). Der Nutzen dieses differenzierteren Bogens erscheint insgesamt aber begrenzt, sodass sich unter Berücksichtigung der Zusatzbelastung für die Ausfüllenden (Lehrkräfte, Eltern) eher der Schluss ergibt, zukünftig wieder die ursprüngliche Kurzversion zu verwenden.

Zudem wurde bei den beiden hier dokumentierten Zusatzfällen zur Diagnostik auch ein (kurzer) Elternfragebogen über Problemsituationen in der Familie (ebenfalls aus Döpfer, Lehmkuhl & Steinhausen 2006), ein Fragebogen über Stressbewältigung bei Kindern und Jugendlichen (SSKJ 3-8 R, Lohaus et al. 2020) sowie ein Wahrnehmungsbogen der Alanus Hochschule zu polar wirkenden Kraftzentren im Menschen verwendet (Weisskircher 2014). Auch der Nutzen dieser beiden Zusatzinstrumente erscheint insgesamt eher begrenzt. Einerseits wurde in den Interviews nur ansatzweise darauf Bezug genommen, auf der anderen Seite zeigte sich bei den Ausfüllenden teilweise auch, dass sie die verschiedenen Erhebungsinstrumente miteinander verwechselten.

Inhaltlich bestätigen die beiden zusätzlichen Fälle zwar unsere Vermutung, dass bei älteren Kindern das soziale Umfeld eine grössere Rolle für AD(H)S, ihre Bewältigung und die Effekte von Eurythmietherapien spielen. Die Erfassung dieser Faktoren ist aber im Rahmen des unserer Pilotstudie zugrundeliegenden Untersuchungsdesigns mit qualitativen Interviews zu verschiedenen Zeitpunkten mit vertretbarem Aufwand nicht möglich.

Daher betrifft eine wichtige Erkenntnis der Pilotstudie die Frage, welche zusätzlichen Erhebungsinstrumente neben den qualitativen Interviews und der Dokumentation der Therapieperson in zukünftigen Studien zu verwenden sind. Aus unserer Sicht spricht alles dafür, dass man mit einem kurzen Erhebungsbogen arbeitet, in dem sowohl Aspekte von ADHS als auch weitere Problembereiche abgedeckt werden. Konkret eignet sich hierfür insbesondere der sogenannte SDQ-Fragebogen (Strenghts and difficulties, Klasen et al. 2003), der in unterschiedlichen Versionen für Eltern, Lehrkräfte und die Kinder selbst verfügbar ist.

Die qualitativen Fallanalysen im Bericht über die Pilotstudie (Langmair & Zwicky 2022) und des hier vorgelegten Zusatzberichtes legen es nahe, die Möglichkeiten des Einsatzes der Eurythmietherapie in einem grösseren Rahmen zu sehen. Zum einen wird von verschiedenen Interviewten (insbesondere Eltern und Lehrkräfte) darauf hingewiesen, dass die erzielten Verbesserungen wesentlich auch auf dem Setting einer Einzeltherapie beruhen, welches es erlaubt, dass sich zwischen dem Kind und der Therapieperson eine stabile Vertrauensbeziehung entwickelt. Ausserdem sollte die spezifische Form der Eurythmietherapie in einen breiteren Kontext von Therapien gestellt werden, die die ADHS-Symptomatik mithilfe von Körperarbeit (z.B. Psychomotorik, Body-Mind-Training, Komplementärtherapie ED) angehen.

Literatur

Klasen, Henrikje, Woerner, Wolfgang, Rothenberger Aribert & Goodman, Robert (2023). Die deutsche Fassung des Strenghts and Difficulties Questionnaire (SDQ-Deu) – Übersicht und Bewertung erster Validierungs- und Normierungsbefunde. A.491- 502 in: Praxis der Kinderpsychologie und Kinderpsychiatrie 52,7.

Döpfner, Manfred, Lehmkuhl, Gerd & Steinhausen, Hans-Christoph (2006). Kinderdiagnostiksystem (Kids 1). Aufmerksamkeitsdefizit und Hyperaktivitätsstörung. Göttingen: Hofgreve.

Döpfner, Manfred, Görtz-Dorten, Anja, Lehmkuhl, Gerd unter Mitarbeit von Dieter Breuer und Hildegard Goletz (2009). DISYPS-II. Diagnostic-System für psychische Störungen nach ICD-10 und DSM-IV für Kinder und Jugendliche -II. Nachdruck. Bern: Huber.

Jenny, Oskar (Hrsg. 2024). Kindheit. Eine Beruhigung. Zürich: Kein & Aber.

Langmair, Herbert & Zwicky Heinrich (2022). Eurythmietherapie bei Kindern mit ADHS-Symptomen. Kurzbericht über eine Pilotstudie bei Kindern zwischen 5 und 7 Jahren. Zürich: BEWEMED.

Langmair, Herbert & Gerlach, Katharina (2023). 5-jähriges Kind mit starken ADHS-Symptomen und oppositionellem Verhalten behandelt mit Eurythmie-Therapie (EYT) in einer Waldorfschule. Eine Fallbeschreibung. Merkustab …, S. x – y. Internetquelle: https://www.merkurstab.de/

Lohaus, Arnold, Kohlmann, Carl-Walter, Jerusalem, Matthias & Eschenbeck, Heike (2020). Diagnose von Stress und Stressbewältigung. Göttingen: Hogrefe-Verlag.

Meili, Matthias (2024). Manch einer ist keiner. Der Einsatz von Ritalin gegen ADHS steigt, doch wird die Zahl der Zappelphilippe überschätzt? NZZ am Sonntag vom 7.4.2024, S. 17-19.

Weisskircher, Annette (2014). Wahrnehmungsbogen zu den polar wirkenden Kraftzentren im Menschen. Schulungsunterlage der alanus Hochschule, Alfter bei Bonn.

Therapiezeitstrahl zum Fall des zwölfjährigen Jungen

(zusammengestellt vom Therapeuten Herbert Langmair)

6.9.2023 1. Einheit Erste Kennenlernen der Sprungübungen, von Schwert und Stockkampf Der Klient ist hoch motiviert. Er übt mit dem Therapeuten auch gleich so, dass er Bewegungen auch in Bezug zu seiner momentanen Situation in der Klasse stellen kann, z.B: Wie kann ich mich beim Bewegen unsichtbar machen-anschleichen. Es gibt da eine Analogie zu seinem Verhalten in der Klasse.	AEAU Sprungtanz Kannte er bereits und kann ihn im Kanon ausführen. Es gibt aber noch immer Problemstellen/Konzentrationsstörungen: 9/10/ im richtigen Wechsel von rechts und links. 13/14 Bei 13 springt er ins E mit gekreuzten Beinen	Grosse U_Uebung Wir machten nur den ersten Teil der grossen U-Uebung-Armgebärden im Stehen. Er kann gut das Gleichgewicht halten und Wird immer ruhiger, je länge wir üben. Tiefenwahrnehmung wird fü den Therapeuten wahrrnehmbar.

In der Schule wurde dem Schüler eine „Probezeit/Bewährungszeit" für sein Benehmen gegenüber Lehrerin und Mitschüler angedroht. Bei „Nicht Einhalten derselben" kann er gekündigt werden.

Als der Schüler nach der Therapieeinheit zurück in die Klasse kommt, kann er sich sehr ruhig verhalten, meldet die Lehrerin. Er hatte eben „Unsichtbar machen" geübt.

Seine Klassenlehrerin ist momentan krank und es hat eine Ersatzlehrerin.

Diese scheint sehr geschickt mit den Kindern umzugehen. M kam nachhause und meinte, sie meinte, dass er schon seit Jahren nicht mehr so zufrieden war.

Ich wollte möglichst wenig reden-
einfach mal im Tun bleiben.

Ja

11.9.2023

2.Einheit

In wieviel, was weiss ich?, ist
Weihnachten? fragt er. .. Er
will nicht auf die Fressen
fallen, meint er und zieht
Gymnastikschuhe an.

Er ist bereit mit mir zu üben.
Wir arbeiten intensiv am
Sprungtanz.

Die Schwertübung, konnten
wir jetzt nach den
Sommerferien gut
aufgreifen.

Mit dem Stock wird er
mutiger beim Angreifen.

Wir haben heute intensiv
am Sprungtanz gearbeitet.
I ist bei 9 mit dem Arm
rechts oben-wurde gut
geübt. Erst schaffte er die
Gebärde nicht im richtigen
Moment, dann gelang die
Gebärde bis 12, aber die
Beine kamen danach
durcheinander. Nach dem
5. Mal wiederholen der 16
Sprünge konnte er die
Uebung perfekt von
Anfang bis Ende.

Beim U hat er heute grosse
Mühe die Arme nach oben
zu strecken.

Langsam wird er bei dem
Gebrauch der Füsse ruhiger
und kann die Ruhe in den
letzten Armbewegungen
halten.

Ich sehe seine zerstochenen
Beine. Er erzählt von den
Flöhen auf dem Stoppelfeld,
auf dem Hund, überall auf
dem Bauernhof.

Als ich ihm erkläre, was wir
heute machen werden, meint
er nur „Aha"

Als er am Anfang das IAO

einfach ruhig mit dem Therapeuten mitmacht, ist er vollständig ruhig dabei, Tiefenwahrnehmung wird wahrnehmbar. Beim IAO, als er am Schluss ruhig stehen soll, wandert sein Blick hinter einer Mücke her. Er ist schnell abgelenkt. Gleichzeitig wackelt sein Oberkörper ein wenig.

27.9.2023 3.Einheit Auf die Frage was er jetzt machen möchte, meine er „Mindkraft" Wir haben es ausführlich über Suchtpotenzial dieser Spiele und fachsimpeln kurz. Er meinte er dürfe ja nur 1 Stunde am Tag spielen. Ich meine, dass beim Spielen mit einem Gerät die Aufmerksamkeit im Geist, im Mind sei, aber die Beziehung zum Körper fehle. In der Heileurythmie helfe es diese Achtsamkeit im Körper zu festigen, dann werde er auch weniger ablenkbar sein und leichter lernen können. Am Ende der Einheit haben wir kurz das Video von der zweiten Einheit angeschaut. Er ist sehr offen dafür, wann etwas funktioniert und wann nicht. Es ist ein deutlicher Wille spürbar zur Ruhe zu kommen und konzentriert zu bleiben. Zwischendurch erinnern wir uns noch an seinen grossen Bruder in der	Wir haben die Sprünge 9/10/11/12 intensiv geübt. Er ist intensiv am Ueben, will es unbedingt in den Griff bekommen, dass er nicht mehr den linken Arm diagonal streckt.	Die grosse U-Uebung hilfft ihm zur inneren Ruhe zu finden.

Heileurythmie.
Dieser konnte sich schlussendlich gut konzentrieren und meinte einmal zu mir: „+Jetzt weiss ich, was Du meinst!"

Er erzählt, dass er, seit seine Mutter ihm erlaubt „Mindkraft" zu spielen, keinen Streit mehr mit ihr habe.

Es wurde heute intensiv am Sprungtanz geübt.

| **Datum: 27.9.2023**

4. Einheit | Er hat noch Mühe beim re/li bei 9. Und 10. Sprung. Er will es aber selbst verändern und wiederholt die Sprünge mehrmals. | Machten wir heute direkt nach den Sprüngen:

Er kann sehr gut die parallele von Beinen und Armen greifen, ohne, dass es verspannt wirkt.

Tiefenwahrnehmung wird sichtbar. |

Die Sprungtänze werden von ihm als mentales und körperliches Training angesehen. Er bleibt dran.

Umgang mit Kritik und Frustrationstoleranz wird weiterhin ein Thema im Umgang mit M sein.

Als wir z.B: in den Saal liefen, um mit Langstöcken zu üben, lässt er die Türe vom HE hinter mir offen: „Mach bitte die Türe zu? Sagte ich lächelnd und bemerke danach, dass es wichtig ist, dass wir, wenn wir etwas machen, wieder eine Rückwärtsbewegung machen(z.B: aufräumen). Er sieht es ein: Wir laufen vorwärts und rückwärts mit dem Stock links und rechts schwingend.

Er macht aber bereits einige Fortschritte im Bewegungsmuster. Bei IAO und der grossen U Uebung erscheint bereits mehr Tiefenwahrnehmung.

Er sass, als ich in die Klasse kam, halb umgedreht nach hinten gewendet und redete mit einem Schüler, während die anderen schriftlich arbeiteten.

Als ich ihn am Gang fragte, was sie da gemacht hätten, meinte er, sie hätten diskutiert welches „Dummie-Game für sie, die Lehrerin am Besten passen würde. Ich meinte: Waren das nicht etwas freche Bemerkungen?" und liess es dabei.

Ein Gespräch mit der Förderlehrerin nach der Einheit, sie meinte: „Als ich begann ihn nicht nur zu unterstützen, sondern auch Kritik zu äussern, kam er nicht mehr in den Förderunterricht.

Wir machten am Anfang der Einheit einen Bewegungstest (mit Videoaufnahme):
Die 3 Bewegungsarten, Laufen, Zusammen ballen und Spreiten der Arme in verschiedenen Stufen und die L-Lebärde wurden geübt.
Das Schreiten, Laufen, ist noch etwas steifbeinig (auch auf Zehen etc)

Ballen und Spreiten wird ungelenk, wenn er zwischen oben und unten vorwärts und rückwärts laufen muss.

Die L Gebärde wirkt sehr ungelenk.(kippt nach vorne und hinten mit dem Rumpf etc.) Er muss sich sehr stark konzentrieren um Tiefenwahrnehmung erleben zu können.

Zum ersten Mal wurden auch in der HE genauere Korrekturen angebracht.

Diese Entscheidung führte dazu, dass er immer wieder Mal das Gegenteil von dem machte, was von ihm erwartet wurde.

Noch mehr darauf achten, dass ich, wenn eine Korrektur gegeben werden sollte, gleichzeitig auch etwas Positives, aufbauendes anspreche. Er soll immer den Eindruck haben, dass er OK ist.

| 4.10.2024

5. Einheit

Diese Einheit begann mit einem kurzen Gespräch:

Wie würdest Du Deine Kinder erziehen? Nicht wie meine Mutter! | Geht sehr gut-wir üben kurz die Sprünge 9,10,11 und 12, Dann macht er die ganze Uebung kraftvoll im Kanon ohne seine Konzentration zu verlieren. Das Tempo hat sich gesteigert. | Die grosse U-Übung ist erst noch etwas zwischen links und rechts verwackelt. Nach einigem Ueben bekommt er mehr Halt in der sagitalen Ebene (wir reden kurz über Links und Rechts, als 2 ganz unterschiedliche |

Sie sagt oft, wenn ich verweigere,
mach dann halt und dann läuft sie
weg.

Wie er mit seinen Kindern umgehen
würde, konnte er nicht so genau
sagen- er meinte: „Er würde mit
ihnen coole Sachen machen!"

Nach dem Kurzgespräch wirkte er
etwas verwirrt. Die Fragen schienen
ihn noch zu beschäftigen. Er kam
aber schnell wieder durch die
Vokalsprünge in eine, kräftige , von
innen geführte Bewegung.

Wir konnten heute bereits einige
Uebungen ausführen. Es wird
möglich intensiv zu arbeiten.

Körperhälften.

Ich, als Mensch, kann diese
aber zusammenhalten und
zentriert bleiben.

Danach vertieft sich seine
Tiefenwahrnehmung

Als ich ihn in der Klasse abholte
wurde, in diesem Moment, sehr
ruhig
gearbeitet.

Nur ein Schüler reagierte auf
auffallende Bewegungen von M als
er mit mir nach Draussen lief.

Kurzgespräch am Anfang der
Einheit

Das Kurzgespräch am Anfang der
Einheit:
Die Idee, dass er einmal selbst in
der Situation sein könnte, dass er
Kinder erziehen, auf dem Weg zum

Erwachsensein begleiten müsste, schein ihn sehr beschäftigt zu haben.
Solche Gespräche bringen ihn aber anscheinend auch aus der physischen, körperlichen Konzentration.

Nächstes Mal beginnen wir mit einer kurzen Videosequenz zum dreiteiligen Schreiten, Zusammenziehen und Spreiten und zum L
(Bewegungsdiagnose)

Nächstes Mal unbedingt wieder Kampfkunsttraining mit einzelnen Gefühlen aufgreifen.

Ausserdem sollte das S in LMOS stärker geübt werden.

25.10.2024 **6. Einheit** Heute durfte er bei den Sprüngen selbst wählen, was er machen möchte, er war so überrascht, dass er nicht mehr wusste was wir getan hatten.	Beim Sprungtanz wusste er plötzlich nicht mehr mit welchem Arm der 9.Sprung beginnt. Er übt danach einige Male allein ohne Aufforderung.	Die grosse U-ÜBUNG wurde mit Präsenz und Geduld ausgeführt. Es scheint, dass er sich jetzt die Körperpräsenz erarbeiten möchte.

Heute hat jemand in der Kasse hospitiert. Derjenige meinte, dass er die ganze Zeit eifrig am Schreiben war und nicht aufgefallen ist. Es gab einige andere Jungs, die sich viel auffälliger benommen hatten.

Ich zeigt im am Anfang der Einheit kurz, was ich in das

Journal reinschreibe. Er war
mässig interessiert.

Die Frage am Anfang hat
aufgezeigt, dass er noch stark
mitbewegt, beim Ueben.

Die Bemerkung von mir"Präsenz
ist auch Macht!, Ist Ausstrahlung
auf der Bühne!" hat ihn sehr
getroffen! Er zuckte zusammen
als ich das sagte.

Ja, es ist klar, dass wir einen
anderen Uebansatz brauchen.
Es ist auch klar, das „Macht und
Ohnmacht" noch immer
wichtige Themen für ihn sind.

Ich glaube er muss mehr alleine,
ohne Mitbewegen von mir
arbeiten. Es ist wichtig, dass er
die Uebungen auswendig lernt
Und selbstbestimmt machen
kann.

30.10.2023 7. Einheit		
Heute hatte ich ihm wieder mehr geholfen, aber abschnittweise die Sprünge geübt. Das hat gut funktioniert. **Die Uebung LMOS werden wir noch etwas durchziehen,**	Auch heute, obwohl wir letztes Mal sehr gut geübt hatten, machte er die erste Bewegung bei 9 mit links. Wir üben heute nicht daran, ich erwähne es nur-er scheint noch sehr aus der Nachahmung mitzumachen. Im Gegensatz,zu der Geschichten, die er erzählt über sein selbstbewusstes kriminelles/Streiche	Haben wir direkt nach dem Fünfstern gemacht. Er kann gut die Mitte zwischen links und rechts halten und kommt zur Ruhe.

er könnte daran seine Frustrationstoleranz erweitern. Es gibt jetzt schon einige Uebungen, die er gut durchhalten und gestalten kann. Das Thema Präsenz wird uns weiterhin begleiten.	v rhalte, mitzubewegen.	

Seinerseits ein angeregtes Gespräch über kriminelle Energie. Er erzählt was man an Halloween anstellen könnte.

Er könnte, z.B: wenn es keine Bonbons erhalten würde, den Eingangsbereich des Gertenzauns mit WC-Papier und fieser, schleimiger Flüssigkeit vermischt, einkleiden.

Dann kam noch eine Geschichte, wie er Ampeln kaputt machen könnte.

Ich erzähle ihm von einem ehemaligen Gruppenleiter in einer Institution für dissoziale Jungs, in der ich gearbeitet hatte. Er war nach einem Einbruch in einer Villa plötzlich von der Schweizer Mafia gesucht worden.

Wir werden weiterhin an der Frustrationstoleranz üben.

Er will weiterhin bei vielen Uebungen präsent und geerdet bleiben und erkennt den mentalen, emotionalen Trainingseffekt von Eurythmietherapie.

Die gemeinsamen Entscheidungen haben sich bewährt.

8.11.2023 8. Einheit		
Heute bei den Sprüngen ein gutes Gleichgewicht zwischen Mitmachen und selbst trainieren. Er kann es langsam akzeptieren, dass er die Schaukelbewegung bei LMOS gut üben soll. Er weiss das er eine geringe Frustrationstoleranz hat und möchte was dran ändern.	Heute hat er, obwohl wir letztes Mal ausführlich geübt hatten, wieder das erste I mit links begonnen. (Ich habe ihn bewusst nicht korrigiert)	De Vokale haben eine starke Beziehung zu Raumesrichtungen und Flächen. Er kann die sagitale Fläche beim U immer besser halten.

Wir hatten heute ein angeregtes Gespräch über kriminelle Ideen. Er will aus Ampeln die Lampen herausschrauben und erzählt, was er so alles an Halloween anstellen könnte.
z.B: WC Papier und schleimige Substanz mitbringen und, falls sie keine Bonbonbons oder Guezli bekämen diese am Gartentor gut festmachen, dass sich die Besitzer sehr anstrengen müssten um es wieder weg zu bekommen.
Ich meinte dies sei Sachbeschädigung un erzählte ihm von den Jugendlichen in Albisbrunn mit denen ich eine Zeit lang gearbeitet hatt.
Ein Gruppenleiter war selbst als Jugendlicher kriminell gewesen und hatte Safes geöffnet-bis er vor einem mit Geld voll bepackten Safe der Schweizer Mafia stand. Danach war er lange Zeit auf der Flucht von denselben.
Fazit: Kriminelle Energie könnte gefährlich werden.

Ich fordere immer mehr Genauigkeit bei ihm ein. Wenn ein A gemacht wird, sollte die Gebärde ganz nach unten in der „Form" geführt werden.

Ja

Weiterhin an Präsenz in der Bewegung arbeiten und Frustrationstoleranz bei Bewegungen erweitern, welche er nicht gerne macht. (Schaukelschritt/wird er auf dem schaukelnden Boot, er segelt immer wieder in der Nordsee, schnell schwindlig?)

15.11.2024	Hat er heute bis auf den letzten Durchgang sehr gut durchgehalten. Wir konnten sogar das Tempo erhöhen.	Geht weiterhin ausgezeichnet
9. Einheit		
In dieser Einheit wurde sehr viel von M gefordert. Er hat sich in der ersten Hälfte sehr gut angestrengt, danach wurde es für ihn schwieriger. Die IEU Konzentrationsübung, die wir heute zum ersten Mal machten, war für ihn sehr schwierig. Ich könnte mir aber vorstellen, dass sie ihn gut bündeln könnte.	Beim letzten Durchgang hat er wieder rechts und links verwechselt-das aber sofort selbständig gemerkt und abgebrochen, um es nochmals zu versuchen-sehr gut.	
Der Fünfstern mit 4 Wegen hat ihn interessiert und er war sehr bei der Sache.		
Auffallend ist bei ihm, dass das was er schwierig findet, ihn mehr interessiert, als das was er einfach findet. Er liebt anscheinend Herausforderungen.		

Gestern Abend war ein unangekündigtes Austrittsgespräch mit der Mutter von M. Sie konnte es

logischerweise nicht
akzeptieren, dass er einfach so
gekündigt wurde. Er hatte in
letzter Zeit sowohl zuhause, als
auch in der Schule sehr grosse
Fortschritte gemacht. Es gab
danach lange Diskussionen
darüber, wie man sich für ihn
einen würdevollen Abschied
aussehen sollte.
Es wurde auch klar ausgedrückt,
dass noch immer zu wenig an
der Klassensituation gearbeitet
wird und er jetzt als
Bauernopfer gebraucht werde
um wieder Disziplin
herzustellen.
Schluassendlich wurde von den
anwesenden Lehrkräften(nicht
der Klassenlehrerin und der
betroffenen Schulleitung)
sondern von anderen
Lehrkräften akzeptiert, dass er
nicht innerhalb einer Woche die
Schule verlassen kann.
Ausserdem wurde klar, dass die
Schule nicht nur eine
Verantwortung für seine
kognitive Entwicklung habe- sein
Problem sei seine emotionale
Entwicklung und es wäre ein
Schock, wenn er sofort aus der
Schule müsste.

Von alledem weiss er noch
nichts. Da er aber sehr offen für
Stimmungen ist, kann es sein,
dass er bereits halbbewusst
etwas wahrgenommen hat.

Heute hatten wir zum ersten
Mal in der HE das ganze
Programm, welches mit ihm
geplant war, ausgeführt.

Es ist jetzt möglich mehr körperlichen Einsatz von ihm, auch bei Uebungen welche er noch nicht so recht akzeptieren kann, einfordern.

Er zeigte klar die inneren Widerstände- hat jetzt aber auch mit den „Affirmationen" Werkzeuge, mit denen er an inneren Widerständen arbeiten kann.

So dranbleiben und Video-Aufnahmen machen.

22.11.2024	Er kann sich gut im Ablauf des Sprungtanzkanons halten, macht aber immer wieder sehr schlenkernde Bewegungen.	Er führt sehr exakte und hochkonzentrierte Hand, Arm und Fussbewegungen aus.
10. Einheit		Beim runter gehen auf den Fussballen hängt er noch etwas nach hinten.
Heute dachte ich einige Male ob ich nicht besser die Sinnesbetonte Reihe mit ihm hätte üben sollen. Die letzten Wochen war er impulsiv und unkontrolliert in seinen Bewegungen. Heute war er, vor allem im 2. Teil der Einheit, verständlicherweise (siehe ausserodentliche Ereignisse) sehr müde und ablenkbar.		Aber sonst hat er sich die U-Gebärde sehr gut erarbeitet.
		Diese Uebung scheint ihm sehr gut zu tun. Er wird ruhig. Und kann Langsamkeit erhalten..
Wir konnten in der HE bis an den Kern dieser Emotion vorstossen: „Ich bin weiss nicht" Meinte er schlussendlich sehr bestimmt.		

Videoaufnahme

In der letzten Woche wurde der

Mutter im Schulgespräch gesagt, dass der Schüler ab Montag den 20.11. nicht mehr in der Schule sein darf. Er hatte keine Ankündigung eines Ausschlusses-nichts.
Dieser"Entscheid" wurde während des Gesprächs etwas aufgeweicht. Austrittsdatum sei 8.12.
Die Mutter hat verständlicherweise mit ihrem Sohn darüber gesprochen- er fühlt sich, wie auch in der Videoaufnahme sichtbar wurde, verwirrt, ist voller Fragezeichen und gegensätzlichen Gefühlen, in einem leicht erstarrten Schockzustand.

Der Schüler weiss noch nichts von einem definitiven Austrittsdatum.

29.11.2024 11. Einheit **In dieser Einheit war er noch sehr unter dem Eindruck der Kündigung von der Schule. Es ist sogar noch unklar, wann er die Schule verlassen wird.** **Er hat sich jetzt emotional aber wieder etwas mehr stabilisiert.** **Die Arbeit am Schwert der Weisheit hat im sehr gutgetan. Die schlimmste Wut ist verraucht.**	Sehr gut	Ging auch heute, nach dem Schwertkampf, ausgezeichnet. Er konnte sich stark von Innen erleben und die Bewegungen ruhig und geführt machen. Es war sehr besonders zu sehen, wie er bei sich ankam. Er scheint jetzt innere Kraft und Macht zu spüren und kann sich dadurch gut erden.

Die Dramatik des Austritts hat sich in dieser Woche nochmals erhöht.

Es wurde noch ein „Probezeitverfahren" in Erwägung gezogen, aber am heutigen Tag wieder fallen gelassen, da es zu kompliziert für die Lehrkräfte und zu erniedrigend für den Jungen sein würde, war die Meinung. Alle sind überfordert: Klasse, Jugendlicher, Mutter und Geschwister und anscheinend alle Lehrkräfte ausser Einem. Dieser Lehrer gibt Werken-das Lieblingsfach von M.

Ausserdem gab es einen Vorfall mit einem stark brennenden Feuerzeug, dass M anscheinend „gefunden" hatte. Es gab einen Schmorbrand an einer Dachrinne, mit dem er, wie er beteuerte, nichts zu tun hatte.

Ich hatte ihn persönlich nochmals daraufhin angesprochen: Er meinte auch zu mir, dass er ein Feuerzeug gefunden hatte, was schon beinah ausgebrannt war.

Der Austritt wird jetzt ohne Terminierung stattfinden, so dass er in Ruhe und Würde Abschied nehmen und eine neue Schule gesucht werden kann. Der Austritt wird wahrscheinlich spätestens Anfang Weihnachtsferien vollzogen sein.

Er möchte die Schule nicht verlassen und ist sehr betroffen von dieser Entscheidung. Er läuft mit Ringen unter den Augen in der Schule rum.

Wir haben heute angesichts der Vorfälle vor allem nur mit dem Schwert der Weisheit, aber sehr gründlich am 2. Level geübt.

Er war sehr engagiert, konnte die Problematik vergessen. Zwischendurch wurde er sogar ungehalten mit sich selbst, weil es ihm noch nicht gelang. Er wurde richtig eifrig beim Ueben.

Wir werden vielleicht noch einmal das Schwert der Weisheit intensiver, aber dieses Mal auch alle anderen Uebungen wieder ueben.

13.12.2023

12. Einheit

Wichtig ist mir, in der Kündigungssituation, dass der Schüler so begleitet, wird, dass er gestärkt werden kann.
Dafür war es auch nötig um ein außerordentliches Interview zu führen, an dem er seinen Frust ablassen konnte.
Er ist überzeugt davon, dass er nach einer Zeit, wenn er die „Lücken" gefüllt hat, wieder in die Schule zurückkommen kann. Das Thema Macht/Ohnmacht ist wieder im Fokus.

Sprungtanz zu zweit geht gut, als er aber im Kanon Springen soll, kam er sehr durcheinander. Er vergass die Füsse zu kreuzen.

Ausserdem vergass er, dass wir den Kanon immer in zwei Durchgängen springen. Er ist sichtlich erschöpft danach.

Bevor er wusste, dass er von der Schule gehen sollte, konnte er diese Sprünge ohne Probleme.

Bei der grossen U-Uebung kann er sich im Verlauf der Uebung immer besser konzentrieren und verlangsamen.

Danach entsteht ein Gespräch ueber die Fähigkeit sich zu konzentrieren und Energie aufzubauen.

Heute mit letzter Videoaufnahme in TP 1

Er hatte grosse Mühe sich auf etwas einzulassen, was von ihm als frustrierend eingeschätzt worden war. Letztes Mal hatte er eine Form beim 2. Level mehrmals geübt, bevor er sie endlich verinnerlichen konnte.

Jetzt war es kaum möglich für ihn, sich wieder auf diese Uebung einzulassen. Er hatte nur gespeichert, dass es frustrierend gewesen war die Uebung nicht gleich zu können-den Erfolg, dass er es schlussendlich geschafft hatte, hatte er schon wieder vergessen.

Selbst ruhig bleiben und seinen gehässigen Ton ignorieren.

Ja, am Ende der Einheit konnten wir gut diese Themen nochmals aufgreifen.

Wieder eher auf niedrigem Level üben.

20.12.2023

13. Einheit

Heute habe ich wieder versucht, die Uebungen zu machen, die er erinnern konnte, oder die er gerne machen möchte. Das Hauptthema war weiterhin die Stärkung seiner Persönlichkeit in der momentanen Kündigungssituation und Das Schaffen von Perspektiven.

Es ist erstaunlich, dass er trotz seiner Situation weiterhin normal in die Schule geht und schlussendlich bis am letzten Schultag anwesend ist.

Kann er gut auswendig

Es funktioniert auch im Kanon sehr gut.

Am Anfang i der Gebetshaltung der Hände v dem Brustbein war er sehr konzentriert. Danach verwackelte die Bewegung der Hände nach oben oder unten immer wieder etwas zwischen rechts und links.

Ich habe ihn darauf angesprochen, dass es daru geht, dass er nicht nur links/rechts kontrolliert sondern zurück zur Mitte, zum Kern seiner selbst finde kann.

Was er dann auch mit gesteigerter

Aufmerksamkeit schaffte.
Seine Tiefenwahrnehmung
hat sich in dieser
Therapieperiode sehr
verbessert.

Wir versuchten heute wieder eine
Videoaufnahme zu machen.
Leider ohne Erfolg, der
Speicherplatz der Kamera war voll

Zum Einstieg meinte er, dass er
sich selbst nur motivieren kann,
wenn er neugierig sei.

Wir machten daraufhin die
Neunpunkteübung auf Papier. Er
konnte die 9 Punkte nach
mehrmaligen ausprobieren nicht
in 4 aufeinanderfolgenden
Strichen lösen. Er bekam die
Lösung nicht von mir. Auf meine
Frage ob er jetzt motiviert sei,
diese zu lösen, meinte er: Nein!"
Daraufhin meinte ich nur: „Es
braucht vielleicht etwas mehr als
Neugierde um an einer Sache dran
zu bleiben! Was braucht es noch?"

Am Anfang der Stunde, auch beim
Lösen der 9 Punkte-Aufgabe, war
er unmotiviert und müde.
Am Ende der Einheit, war er
aufgeweckt und nur etwas
unzufrieden, da die Aufnahme
nicht funktioniert hatte. Er fand es
schade, dass seine gute Arbeit
nicht auf Video war.

Siehe oben

Vielleicht?
Er wird nach den Weihnachtsferien, obwohl er nicht mehr in der Schule sein wird, trotzdem zu mir in die HE kommen.

Zürich, den 8.9.2024 (finale Version)

BEI GRIN MACHT SICH IHR
WISSEN BEZAHLT

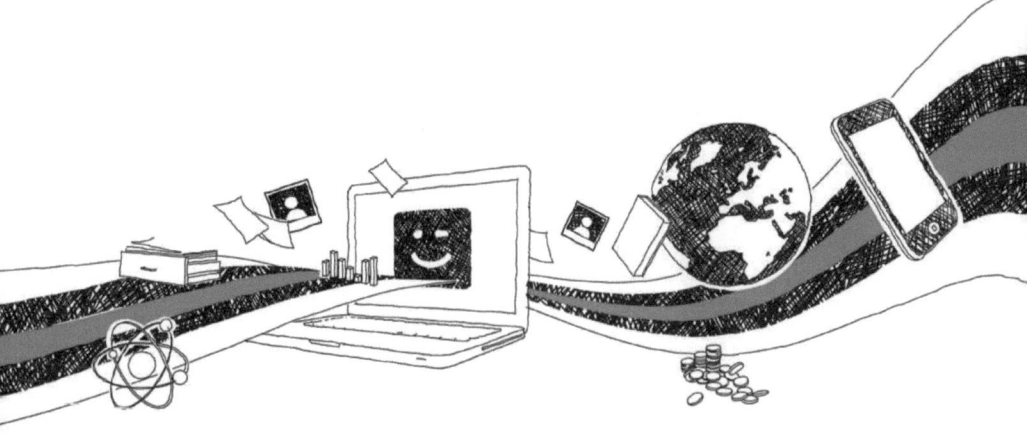

- Wir veröffentlichen Ihre Hausarbeit,
  Bachelor- und Masterarbeit

- Ihr eigenes eBook und Buch -
  weltweit in allen wichtigen Shops

- Verdienen Sie an jedem Verkauf

Jetzt bei www.GRIN.com hochladen
und kostenlos publizieren

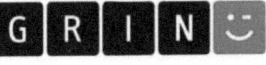